HULA Hoop

INKLUSIVE NÄHRUNGS-TIPPS

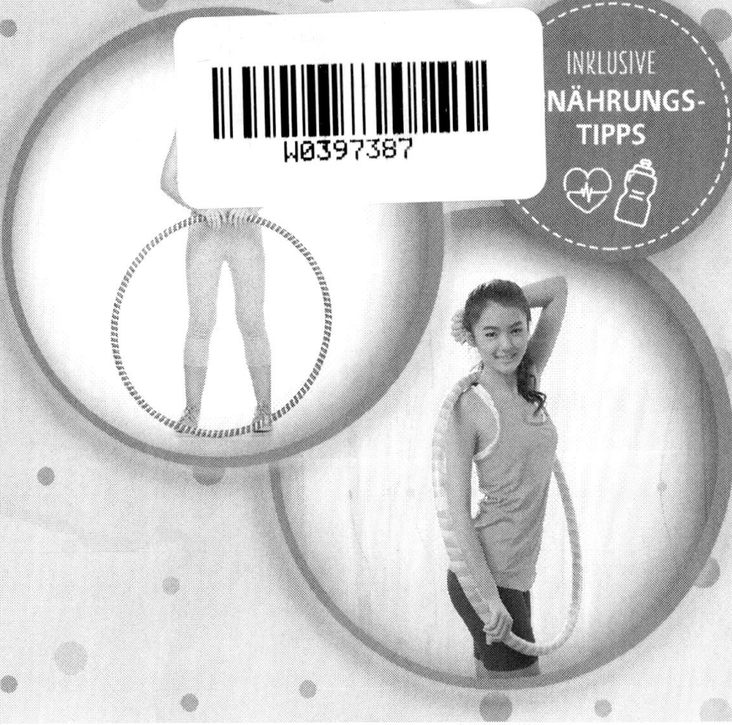

SCHLANK, FIT UND GLÜCKLICH MIT HULA HOOP FITNESS

SALLY WÄCHTER

1. Auflage

Inhaltsverzeichnis

VORWORT

Hula Hoop – sicherlich ist Dir diese Spielerei noch aus unbeschwerten Kindheitstagen bekannt. Doch auch aus Erwachsenensicht müssen Bewegung und Sport keine anstrengende Pflicht sein – ganz im Gegenteil: Erfahre hier, wie Du mit dem Hula Hoop Reifen Deine Fitness effektiv und spielerisch steigerst, Deinen Problemzonen an Bauch, Beinen und Po gehörig an den Kragen gehst und ganz nebenbei auch noch ein paar überflüssige Pfunde verlieren kannst. Dabei gibt`s eine gute Portion Spaß und eine ordentliche Ausschüttung von Glückshormonen inklusive – **GARANTIERT!**

Hula Hoop ist wieder voll im Trend und viele Promis, wie Live Tylor, Beyonce`, Michelle Obama und Zooey Dechanel, schwören auf Bodystyling und Fatburning mit dem Reifen-Workout. Sogar die TV-Serie „The Biggest Loser" zeigte, wie es mit Hilfe des „Hoop" möglich ist, gesund und schonend Gewicht zu verlieren.

Im Übrigen wurde der aus Kunststoff hergestellte Reifenspaß 1958 vom kalifornischen Spielzeughersteller „Wham-O. Corp." auf den amerikanischen Markt gebracht. Unter dem Namen

„Hula Hoop" - zusammengesetzt aus „Hula", einem Tanz aus Hawaii, und „Hoop", dem englischen Wort für Reifen - verkaufte sich der Ring innerhalb von nur 4 Monaten Sage und Schreibe 25 Millionen mal! Der Hula Hoop schlug weltweit wie eine Bombe ein und auch in Deutschland wurde er schnell zum Knaller eines jeden Kids oder Teens. Selbst in Kindergärten und Schulen gehörte der Reifen zum Inventar.

Tja, während dieses „Instrument" gestern noch als simpler Spielspaß für zwischendurch diente, ist es heute das super Gerät für ein echt effektives Cardio- und Kraftworkout, das sich im Übrigen auch hervorragend in den geschäftigen Alltag integrieren lässt.

Hula Hoop ist **der neue Fitnesstrend:** preiswert, wirksam und nahezu überall, sowie zu jeder Zeit, einsatzbereit - geeignet für jung und alt, sowie für jede Gewichtsklasse. Außerdem bietet Dir dieses Fitness-Tool ein **abwechslungsreiches Training** - ja, Du hast richtig gelesen, denn mit dem Hula Hoop Reifen lässt sich so viel mehr anstellen, als Hüfte kreisend an einem Punkt im Raum stehenzubleiben!

Also, ran an den Reifen und los geht`s!

Die positiven Auswirkungen des Hula Hoop

Dein ganzer Körper wird in Bewegung versetzt. Vor allem wird der Bauch, Rumpf, Rücken und die Taille – unsere sogenannte Körpermitte – trainiert. Aber auch die Bein- und Po-Muskulatur wird gut beansprucht, sodass gleichzeitig das Bindegewebe gestrafft und Cellulitis der Kampf angesagt beziehungsweise vorgebeugt werden kann – Du betreibst somit aktives Bodyshaping!

Der Fettstoffwechsel wird ordentlich angekurbelt und Dein Kreislauf geht nach oben – Müdigkeit und „Durchhänger" ade! Körperfett beginnt zu schmelzen, vor allem auch das ungesunde Bauchfett, das für den Organismus – abgesehen vom ästhetischen Aspekt – viel schädlicher ist, als die überflüssigen Pfunde an den anderen Körperregionen. Ein Übermaß dieses „schlechten" Specks lässt mit der Zeit im wahrsten Sinne des Wortes die Innenorgane krankhaft verfetten, sodass Stoffwechselerkrankungen (beispielsweise Diabetes), Entzündungen und sogar Krebserkrankungen ein leichteres Spiel haben, sich zu entwickeln.

Durch regelmäßiges und moderates Training kann ein zu hoher Blutdruck positiv beeinflusst und mitunter auf Dauer sogar gesenkt werden, sodass sich das Herzinfarkt- oder Schlaganfallrisiko deutlich verringern lässt.
Mittels der gleichmäßigen Bewegungen mit dem um die Hüfte kreisenden Reifen, wirst Du ordentlich „locker gemacht", was zur Folge hat, dass Du insgesamt beweglicher wirst und das etwaige Verspannungen, sowie Rückenbeschwerden nachlassen oder sogar restlos verschwinden.

Außerdem werden Deine Gelenke nicht belastet, anders als beispielsweise beim Joggen. Das heißt, sie werden geschont und überhaupt ist das Verletzungsrisiko im Umgang mit dem Hoop sehr gering.

Auch der Beckenboden wird durch regelmäßige „Reifenfitness" gestärkt. Gerade nach Geburten merken die Frauen oftmals, wie wichtig es ist, diese Körperregion (wieder) zu kräftigen. Eine überaus vielbeschäftigte Mutter kann von den praktischen Vorteilen des Hula Hoop schließlich nur profitieren: Ohne das Haus verlassen zu müssen oder gar das Baby aus den Augen zu lassen, kann auch sie sich den Sportreifen mal eben schnell umwerfen, um ihn um die Hüfte schwingen zu lassen.

Und noch ein Punkt: „Hullern" fördert gute Laune und macht einfach Spaß! Zugegeben, ein bisschen Übung und Technik bleiben dabei nicht aus, aber mal ehrlich: Egal, um was es geht - ein Meister ist doch noch nie vom Himmel gefallen, oder? Der Umgang mit dem Hula Hoop Reifen ist schlichtweg ein Stimmungsaufheller mit hundertprozentigem Spaßfaktor, der sich positiv auf die Psyche auswirkt, weil dabei ordentlich Glückshormone ausgeschüttet werden.

Fazit

Mit keiner anderen Bewegungsform und keinem anderen Gerät kann man **so** leicht, spielerisch, flexibel, gelenkschonend und dennoch wirkungsvoll etwas für seine Fitness und Gesundheit tun!

Reifen ist nicht gleich Reifen

Während der Kinder-Reifenspaß für uns Erwachsene in der Regel zu leicht und im Durchmesser auch viel zu klein ist, gibt es für das effektive Workout für jede Körpergröße und für jeden Gewichtstyp verschiedene Modelle zu unterschiedlichen Preisen – je nach Material, Gewicht, Durchmesser und etwaigen Zusätzen, wie beispielsweise Wasser, Wellen, Massage-Noppen oder Magneten.

Praktisch ist, dass man die meisten Reifen einfach zusammenstecken und wieder auseinanderbauen kann. Somit lassen sie sich überall gut verstauen und auch für unterwegs sind sie einfach ideal.

Doch welcher Hula Hoop ist der „Richtige"?

Trotz großer Auswahl gilt als Faustregel, dass der Reifen einen Durchmesser von ca. einem Meter aufweist. Außerdem sollte er, wenn Du ihn auf dem Boden aufstellst, bis zum Bauchnabel oder etwas darüber reichen.

Für Einsteiger sind etwas größere und schwerere Kunststoffmodelle (bereits ab 9,50 € im Handel erhältlich) mit einer Dicke von etwa 2,5cm optimal, weil sie sich Dank ihres Gewichts besser auf den Hüften halten und zum Eingrooven bestens geeignet sind. Es mag zunächst widersprüchlich erscheinen, weil ein gewichtigerer Reifen ja eher zu Boden fallen könnte, doch Du wirst sehen: Je schwerer und größer der „Hoop" ist, desto leichter wird es Dir fallen, ihn zu kreisen und ihn oben zu behalten. Übrigens kannst Du die Durchblutung Deines Bindegewebes mit einem wellenförmigen Reifen gleich von Anfang an intensiver steigern. Wenn Du eine druckempfindlichere Haut hast, empfiehlt sich ein mit Schaumstoff ummantelter Ring, sodass das Training angenehmer ist.

Für Fortgeschrittene eignen sich sehr leichte und dünne Reifen aus Kunststoff (bereits ab 5,95 € im Handel erhältlich) – aufgrund ihres geringen Gewichts ist es gar nicht so einfach, sie oben zu halten.
Dann gibt es für die Geübten noch die kostenintensiveren aber Erfolg versprechenden Varianten: Hula Hoops mit eingearbeiteten Gewichten, die das Training deutlich intensivieren oder Ringe mit Noppen, die während des „Hullerns" einen größeren Massageeffekt auf die Bauch, Rücken und Hüftpartien bewirken, sodass die Durchblutung ausgesprochen angeregt

und die Haut an den Problemzonen noch wirksamer gestrafft wird. **Doch Vorsicht:** Bei aller Motivation solltest Du Dich bei Reifen mit dem gewissen Etwas langsam herantasten, um strapazierter Haut und/oder blauen Flecken vorzubeugen!

Weil manche Reifen durch die Herstellung etwas kantig ausfallen können und der Gebrauch dann als unangenehm empfunden werden kann, empfiehlt es sich, das Trainingsgerät im Laden zu kaufen. Dort kann man sich obendrein individuell beraten lassen und auch verschiedene Exemplare austesten, bevor man sich dann für „seinen" Reifen entscheidet.

Interessant zu wissen: Inzwischen gibt es sogar die mit Sensoren ausgestatteten „Smart Hula Hoops" auf dem Markt. Je nach Fabrikant und etwaigen Extrafunktionen, können sie beispielsweise Deine Trainingsdauer speichern, Deinen Kalorienverbrauch erkennen oder Dich auf Deine Fortschritte hinweisen. Mit einigen dieser „schlauen" Ringe kann man sich auch über eine App mit anderen Usern verbinden und sich miteinander messen.

So wird's funktionieren!

Wenn Du als Kind zuletzt mit dem Hula Hoop Reifen Umgang hattest, wirst Du mit großer Wahrscheinlichkeit zu Beginn einige Anlaufschwierigkeiten haben – das ist vollkommen okay und sollte Dich absolut nicht entmutigen!
Ein klassischer Irrtum: Der Reifen wird nicht durch kreisen der Hüfte in Rotation gebracht, und oben behalten, sondern indem das Becken vor und zurück oder von Seite zu Seite bewegt wird.

Bevor Du loslegst:

- Achte auf ausreichend Platz, damit Du Deine Einrichtung nicht demolierst.
- Dann solltest Du unbedingt enganliegende, aber trotz dem bequeme Kleidung tragen, damit Dein Reifen durch Stofffalten nicht gebremst wird.
- Lege störenden Schmuck ab und binde lange Haare zusammen, damit Du ungehindert „Hullern" kannst.
- Trage angenehme und geschlossene Schuhe oder traniere auch gerne barfuss.
- Und wenn Du magst, legst Du noch Deine Lieblingsmusik auf.

Wähle ein Shirt, bei dem deine Körpermitte ein wenig nackig bleibt, denn dann kann der Reifen besser um Dich kreisen und zudem erhöhst Du noch den Massageeffekt (auch, wenn Dein Hoop keine Noppen hat).

Und noch ein Tipp: Wenn Du Deinen Bauch vorab mit etwas Bodylotion oder Olivenöl eincremst, dann kann der Reifen noch besser gleiten.

ANLEITUNG

1. Sorge für einen stabilen Stand, indem Du Deine Füße etwas weiter als hüftbreit auseinanderstellst. Du kannst auch einen Fuß – egal, ob rechts oder links - etwas versetzt nach vorne stellen. Nimm den Reifen um Dich auf Hüfthöhe und halte ihn locker mit beiden Händen fest, sodass er Kontakt mit Deinem unteren Rücken hat.

2. Stelle sicher, dass Du Deinen Ring parallel zum Boden hältst. Dann gib Deinem Hula Hoop mit beiden Händen einen Schwung nach rechts oder links, um ihn „abzuwerfen" und bewege dann Deine Hüfte vor und zurück. Probiere den „Drive" in beide Richtungen aus und „werfe" insbesondere anfangs den Reifen in die Richtung „ab", die sich angenehmer für Dich anfühlt.

3. Achte darauf, dass Deine Knie während der Bewegungseinheit stets leicht gebeugt sind und dass Du eine gerade Haltung einnimmst. Die Arme winkelst Du beide leicht an und hältst sie, während Du in Aktion bist, permanent locker nach oben.

4. Achte auf eine gleichmäßige Atmung.

5. Wenn Du merkst, dass der um Dich kreisende Reifen allmählich nach unten rutscht, versuche, leicht in die Knie zu gehen. Wenn Du bereits etwas Übung hast, wird er wieder hoch Richtung Oberkörper wandern.

Mit der Zeit wirst Du – ganz ohne nachdenken zu müssen - automatisch ein Gespür für Bewegung und Rhythmus entwickeln.

Fazit

Hula Hoop Fitness versetzt den gesamten Körper in eine gute Spannung - erst so gelingt es, den Reifen überhaupt oben zu behalten. Die typischen „Problemzonen" Bauch, Beine und Po werden ordentlich gefordert, sodass man – **bei regelmäßigem Training** - auf Dauer mit einer superschlanken Taille, einem richtig straffen Bauch, schönen Beinen und einem knackigen Po belohnt wird.

!

Mit der richtigen Technik und genug Ausdauer, kannst Du mit einem 30 Minuten Workout bereits ganze 210 Kalorien und sogar zwischen 500 und 900 Kalorien pro Stunde verbrennen – also, dranbleiben zahlt sich aus!

Dein ultimatives Hula Hoop - Training - Basics

WICHTIG

Damit Du den – vom Reifen verursachten - blauen und teils schmerzhaften Hautblessuren um Deinen Rumpf vorbeugst, solltest Du als Neuling vorsichtig anfangen, denn Deine Haut benötigt etwas Zeit, um sich an das neue Sportgerät zu gewöhnen. Im Klartext heißt das, dass Du Deine ersten Einheiten wirklich nur **kurz** (2-5 Minuten) ansetzt und Dich dann **allmählich steigerst**. Setze Dich also nicht unter Druck, wenn die ersten „Huller" noch nicht so klappen, wie Du es Dir vorstellst und bedenke stets - wie bei allem, was Du neu erlernst, ob beispielsweise eine Sportart, Sprache oder ein Musikinstrument – Übung macht erst den Meister!

Im Netz gibt es viele Anleitungen zu lesen, sowie Videoclips zum Anschauen – es spricht auch nichts dagegen, sich davon inspirieren zu lassen. Ich empfehle Dir jedoch, auf Dein „Bauchgefühl" zu hören. Glaube mir, mit der Zeit wirst Du gefühlsmäßig am besten einschätzen können, welche Moves und welche Tempi Dir am besten liegen und Dich dann schließlich zu einem echten Hula Hooper werden lassen!

DAUER/HÄUFIGKEIT

Anfangs übe – das heißt die ersten 4 bis 5 Trainingseinheiten - wie bereits erwähnt, ausdrücklich nur wenige Minuten. Dann steigere Dich **allmählich** auf 10 Minuten, 12-15 und schließlich auf 20-30 Minuten. Wenn Du als Anfänger eine Viertelstunde schaffst und dabei durchgehend „gehullert" hast, ist das schon echt gut! Du wirst merken, wie anstrengend es ist, den Reifen oben zu halten und Deine Hüftbewegungen kontinuierlich und gleichförmig zu bewegen. Und wer weiß, irgendwann schaffst Du vielleicht sogar eine ganze Stunde.

MERKE

Wirksame Fitnesseinheiten und sichtbare Trainingsergebnisse werden nicht alleinig an der Bewegungsdauer ausgemacht, sondern vor allem an der **Regelmäßigkeit**! Wenn Du bereits etwas geübter bist und Deine Haut sich an den Reifen gewöhnt hat, solltest Du 2-3 Mal in der Woche mit ein bis maximal zwei Tagen Pause dazwischen trainieren. Auch wenn Du noch so motiviert bist und Dir Dein Sport mit dem Hula Hoop richtig viel Spaß macht, gönne Deinem Körper ausreichend **Regenerationszeit** – das gilt übrigens auch für die Fortgeschrittenen! Denn erst in den Erholungsphasen wird Dein Organismus unter anderem neue Muskelzellen aufbauen, Fettstoffwechselendprodukte zerlegen und einen etwaigen Überschuss an Laktat (Milchsäure) im Blut abbauen. Nur durch das überaus wichtige Pausieren Deines Trainings, wird Dein Körper neue Kraft für Dein nächstes Mal schöpfen und erst dadurch werden sich Deine Kraft und Ausdauer (Fitnessniveau) überhaupt erst verbessern und steigern lassen können (Trainingserfolg). Diesen bedeutenden Trainingseffekt nennt man übrigens **„Superkompensation"**.

LET`S GO!

❶ Um Deine Muskeln erst mal aufzuwärmen und in Stimmung zu kommen, empfehle ich Dir ein kleines, knackiges **Warm-Up** ohne Reifen von ca. 5 Minuten, indem Du zum Beispiel

- am Platz flott gehst
- Deine Schultern und Arme vor und zurück kreist
- Dein Becken in beide Richtungen kreisen lässt
- Dein Becken vor und zurück schaukelst („Becken schaukel")
- einige Kniebeugen ausführst
- durch Deinen Raum joggst oder tanzt
- ein paar Jumping Jack`s machst („Hampelmänner")

⇒ Hauptsache, Du kommst ein wenig in Fahrt.

❷ Dann gehe in den sogenannten **Trainingshauptteil** über, in dem Du damit anfängst, mit Deinem Hula Hoop zu arbeiten (s. Anleitung Kapitel 3). Trainiere gemäß Deiner **individuellen Übungsdauer** und den etwaigen Steigerungen beziehungsweise Variationsmöglichkeiten, wenn Du geübt bist (diese folgen im nächsten Kapitel).

Wichtig: Wenn Du im Umgang mit Deinem Reifen sicherer geworden bist, dann lasse ihn abwechselnd in beide Richtungen schwingen - beispielsweise 3 Minuten nach rechts, dann 3 Minuten nach links - damit Deine Muskeln gleichmäßig ausgelastet werden. Die meisten Hula Hooper haben eine „bessere" Seite, doch mit etwas Geduld und Übung, klappt das Hullern auf der anderen Seite ebenfalls – Du wirst sehen.

Du kannst Dein Training im Übrigen auch vor dem Fernseher, zum Beispiel während Deiner Lieblingsserie, ausüben.

3 Zum Schluss tust Du Deinem Körper zusätzlich noch etwas richtig Gutes, indem Du ihm noch ein kleines **„Stretch & Relax"** Programm gönnst (ca. 5 Minuten). Durch regelmäßiges Dehnen verbesserst Du nämlich Deine Beweglichkeit, weil Deine Muskeln, Sehnen und Bänder elastischer werden und die Durchblutung, sowie der Stoffwechsel dieser Körpergewebe angregt wird. Außerdem lösen sich durch Dehnungsprozesse mögliche Verspannungen, Verhärtungen, sowie Verklebungen und das allgemeine Verletzungsrisiko wird zudem deutlich reduziert. Auch mental wirst Du auf Deine Kosten kommen, denn Entspannung und ein gutes, befreiendes Gefühl werden sich einstellen.

FÜNF WOHLTUENDE STRETCHBEISPIELE

Halte jede der einzelnen Übungen **20-40 Sekunden**. Gehe grundsätzlich behutsam in die Dehnung hinein und löse die gehaltene Position langsam wieder auf. Versuche, während des Stretchings tiefer in Deinen Bauch hineinzuatmen und dementsprechend wieder auszuatmen.

I. Für die obere Rücken- und hintere Schultermuskulatur

Stelle Dich mit leicht gebeugten Knien und hüftbreiten Füßen auf und strecke die Arme in Schulterhöhe nach vorne hin aus. Nun greifen die Finger ineinander und Du drehst Deine Handinnenflächen nach außen aus. Den Oberkörper machst Du rund, als würdest du einen Katzenbuckel machen und schiebst Deine Arme dabei aktiv nach vorne. Deinen Kopf neigst Du nach unten, so dass Dein Kinn Richtung Brustbein gerichtet ist.

II. Für den Rumpf

Du stehst aufrecht und streckst zunächst den rechten Arm – wie einen Bogen – über Deinen Kopf. Mit dem anderen Arm stützt Du Dich in der Hüfte ab. Dann streckst Du Deinen rechten Arm so gut Du kannst langsam über Deinen Kopf zur anderen Körperseite hin und neigst den Oberkörper dabei vorsichtig zur linken Seite. Danach dehnst Du auf gleiche Art und Weise die andere Seite mit Deinem linken Arm und der Oberkörper neigt sich dabei nach rechts.

III. Für die Hüfte

Setze Dich schneidersitzartig auf den Boden. Führe beide Fußsohlen zueinander – dabei sind Deine Knie beide nach außen gerichtet. Jetzt greife mit beiden Händen Deine Füße und lehne Dich – nach Möglichkeit mit aufgerichteter Wirbelsäule – leicht nach vorne.

IV. Für den Rücken

Deine Hände und Knie sind auf dem Boden aufgestellt, Blick und Nasenspitze zeigen nach unten. Du setzt Dich nach hinten zurück Richtung Fersen. Strecke die Arme so weit Du kannst nach vorne – bis zu den Fingerspitzen. Die Hände und Unterarme bleiben dabei auf dem Boden.

V. Für den Bauch/ganzen Körper

Du liegst auf dem Rücken. Strecke Deine Arme und Beine so gut Du kannst vom Körper weg – bis zu den Fuß- und Fingerspitzen - als würdest Du auf einer Streckbank liegen und dabei angenehm in die Länge gezogen werden.

Nachdem Du Deinen Abschlussteil absolviert hast, kannst Du noch gerne eine Weile im Liegen oder Sitzen verweilen. Schließe dabei auch gerne Deine Augen, atme durch und spüre in Deinen Körper hinein.

Genieße diesen Augenblick **nur für Dich** ganz bewusst, bevor Du Dich wieder Deinem Alltagsgeschehen zuwendest.

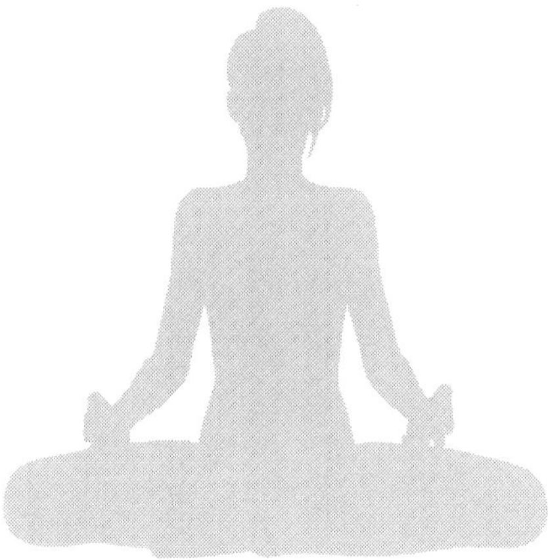

Dein ultimatives Hula Hoop-Training - Advanced

Dir gelingt es inzwischen, Deinen Reifen beim Hullern oben zu behalten und Du hast Dir mittlerweile eine gute Fitness erarbeitet? Du kannst Dich möglicherweise über Deine ersten sichtbaren Erfolge freuen? **Mein Kompliment!**

Nun heißt es, dass Du dranbleibst und Deinem Körper **neue Reize** setzt, zwecks

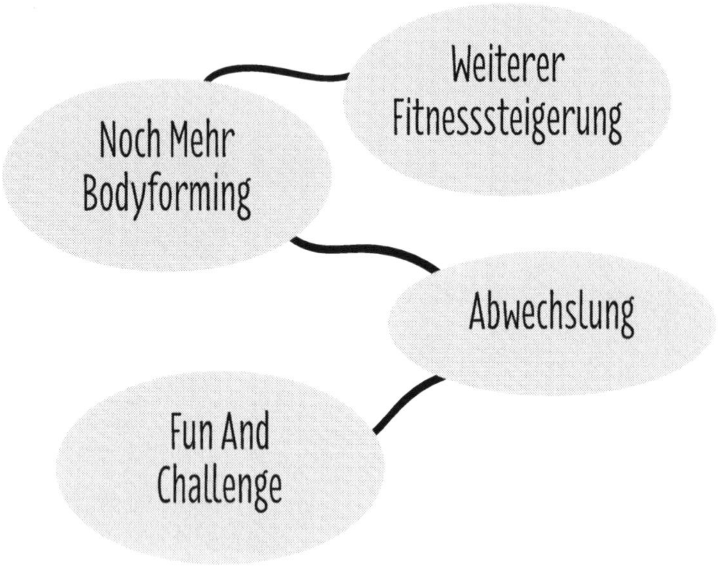

Tipps für ein Hula Hoop-Workout UPGRADE

Fordere Dich während der folgenden Varianten noch mehr heraus, in dem Du

- Dich bei der jeweiligen Übung von der **Dauer** her steigerst.
- Dein **Tempo** veränderst (Übungsausführung schneller/ langsamer).
- Deinen **Bewegungsradius** veränderst (beispielsweise größere/kleinere Beckenbewegungen, Schritte, Kniebeugen etc.).
- für Deine Arme und Schultern alternativ noch Hanteln oder ein Theraband dazunimmst.

Alle folgenden Modifikationen werden während des Hullerns ausgeführt.

!

Nicht vergessen: Übe die folgenden Variationen stets in **beide** Richtungen!

1 SCHRITTE DURCH DEN RAUM GEHEN

Vor und zurück – zur Seite rechts/links

Übe zunächst eine Schrittrichtung nach der anderen ein. Wenn Du die ersten zwei draufhast, dann verbinde sie miteinander, also Du gehst zum Beispiel 4x vor, 4x zurück. Dann nimmst Du Dir die nächsten zwei Richtungen nacheinander vor und verbindest sie schließlich wieder miteinander.

2 KNIEBEUGEN

Um die Bein- und Pomuskulatur weiter zu reizen, versuche mit **geradem** Rücken im Wechsel in die Hocke zu gehen und Dich dann wieder aufzurichten – je mehr Du die Beine beugst, desto gemeiner wird die Übung.

Steigerung: Versuche, einbeinig in die Hocke zu gehen: Während sich Dein Standbein beugt und wieder streckt, lässt Du Dein anderes Bein nach vorne ausgestreckt, Fuß über dem Boden.

3 „TOUGH-WALK“

Bauch-Beine-Po pur!

Gehe in die Beinbeuge und **halte** diese. Nun gehe dabei einige Schritte (Richtung/Varianten Vgl. 1.).

> Probiere die Übung erst mit leicht gebeugten Knien und dann steigere Dich, indem Du tiefer in die Hocke gehst und diese hältst.

4 ARME STRECKEN

Nach oben (zum Beispiel auch mit Hanteln oder indem Du kräftig ein Theraband auseinander gezogen lässt) – **zur Seite** (eventuell mit Hanteln).

> Formiere die Bewegungen wieder, indem Du Deine Arme - mit oder ohne Hanteln – abwechselnd etwa 12-15 Kreise lang nach oben streckst und dort hältst, danach 12-15 lang zur Seite.
> Und, wie viele Wiederholungen schaffst Du beim durchgehenden Hullern?

Noch ein Tipp: Halte Deine Arme zur Seite gestreckt - Handinnenflächen zeigen nach unten – und kreise die Arme, zum Beispiel 15x vor, 15x zurück. Wenn Du kleinere Kreise ziehst ist es leichter und wenn Du größere Kreise ausführst, wird die Übung wieder anspruchsvoller. Um im oberen Rücken nicht zu verspannen, sollten zu dieser Variante keine Hanteln benutzt werden.

5 BALANCEAKT

Strecke ein Bein nach vorne und halte den Fuß für 12-15 Reifenkreise in der Luft. Danach führst Du das gleiche Bein 12-15 Kreise lang gestreckt zur Seite und abschließend - immer noch das selbe Bein - für 12-15 Kreiswiederholungen nach hinten gestreckt. Danach wechselst Du das Bein.

6 „DEEP SQUAT“

Für einen (noch) knackigeren Po, gehe wieder in die Beinbeuge und halte diese Position - spanne Deinen Hintern bewusst an, ziehe den Bauchnabel richtig nach innen oben ein und halte die Beine schön in der Beuge – für ca. 15 Hoopturns.

Halte währenddessen Deine Arme (mit Hanteln/ Theraband) die ganze Zeit oben.

7 DREHUNG

Während Dein Ring sich dreht, kannst Du auch einmal versuchen, Dich dabei in dieselbe Richtung zu drehen.

8 „CRUNCHES"

Der Klassiker gegen Bauchspeck. Komme in die Rückenlage und lasse Deine Füße aufgestellt. Deinen Hula Hoop Reifen hältst Du parallel zur Decke gerichtet.

Ziehe den Bauch ein und hebe den Oberkörper so weit Du kannst nach oben und halte diesen für fünf Sekunden oben am höchsten Punkt.

Der untere Rücken bleibt währenddessen auf dem Boden. Spanne die Arme an, drücke den Hoop nach oben und stelle Dir vor, Du wolltest Deinen Reifen an die Decke pressen.

Danach senkst Du den Oberkörper langsam wieder und Du

- **A** legst Deinen Kopf wieder vorsichtig auf dem Boden ab, um Deine Schulter- und Nackenpartie zu entlasten. Wiederhole die Übung 15-20x **(leichtere Variante)**.

- **B** legst den Kopf dabei nicht mehr auf dem Boden ab. Senke den Kopf nur bis knapp zum Boden hin und hebe Deinen Oberkörper sofort wieder an, um ihn erneut fünf Sekunden ganz oben zu halten. Versuche, während der Übung stets nach vorne, Richtung Knie zu schauen, um die Halswirbelsäule zu stabilisieren. Wiederhole die Übung 15-20x **(anspruchsvollere Variante)**.

Für geübte Hula Hooper sind Kniebeugen, kreisende Arme und Co. eine echte Herausforderung, sodass dieses Workout ausreichend Abwechslung anzubieten hat und somit spannend bleibt!

Hula Hoop - all along!

Du kannst nahezu immer und überall den Reifen um Deine Hüfte kreisen lassen! Ob im Wohnzimmer, im Garten, am Strand oder im Park – im Alleingang oder mit Freunden - ja, sogar im Büro in der Mittagspause oder für öfter zwischendurch kannst Du beispielsweise 5-10 Minuten hullern, um wieder einen richtig freien Kopf zu bekommen.

Das Tolle an dieser Bewegungsform ist, dass Du während des Hullerns gleichzeitig noch andere Dinge parallel abwickeln kannst, wie zum Beispiel Vokabeln lernen, ein Hörbuch anhören, singen, Fernsehen schauen, Gespräche mit anderen Personen - ob am Telefon oder im gleichen Raum – führen .... Ist das nicht praktisch?

Das Trainieren mit Hula Hoop bietet – im Vergleich zu vielen anderen Fitnessgeräten deutliche Vorteile:

- ✅ Es wird nur wenig Platz benötigt
- ✅ Man benötigt nur wenig bis keine Einplanungszeit, sondern man kann auch ganz spontan nach Lust und Laune hullern und etwas für seine Ausdauer tun

- Fettverbrennung und Gewichtsabnahme ohne großes Trara
- Muskelaufbau ohne Gewichte stemmen zu müssen
- Es ist preiswert, bietet Abwechslung und man benötigt keine extra Ausrüstung dafür
- Es ist pflegeleicht und lässt sich gut verstauen
- Allzeit und allerorts bereit
- Man spart Kosten für Mitgliedschaft im Fitnessstudio und Wellness Massagen
- Hoher Spaßfaktor
- Für fast jedes Alter und jede Gewichtsklasse geeignet

Motiviert bleiben!

Es zu schaffen, den Hula Hoop Reifen gleich beim ersten Versuch kontinuierlich um die Hüfte hullern zu lassen und auch noch oben zu behalten, ist ausgesprochen selten. Das ist vollkommen normal und man sollte nicht gleich das Handtuch werfen! Es dauert tatsächlich eine Weile, bis Dein Körper sich an diese Form von Bewegung gewöhnt hat. Es gibt Hula Hooper, die anfangs 10-14 Tage Anlaufzeit benötigten, bis sie ihren Ring endlich oben halten konnten. Und heute machen sie die extremsten Advance Übungen mit ihrem Reifen.

Also

Erfreue Dich an den ersten kleinen Fortschritten, selbst wenn Dir nur wenige Umkreisungen des Rings um Deine Hüfte gelingen sollten. Wenn bei Dir das Kreisen des Reifens gerade mal so eben 30 Sekunden lang geklappt hat – das ist doch schon mal was und außerdem muss Deine Haut sich ja sowieso erst an Dein neues Sportgerät gewöhnen!

Dranbleiben lohnt sich und Du wirst es früher oder später **ganz sicher** schaffen, die ersten Minuten Deinen Hula Hoop Reifen um Deine Hüfte schwingen zu lassen!

Ich versichere Dir

Jede noch so kleine Steigerung um Sekunden oder gar eine Minute, wird Dir einen richtigen Kick an Freude und Spaß verpassen, sodass Dir eine extra Portion an Glückshormonen sicher ist.Wenn das Hullern nicht funktioniert, hat es in der Regel mechanische Gründe.

Mögliche Ursachen

→ Denke an die **richtige Bewegung** Deines Beckens: Führe Deine Hüfte vor und zurück oder von Seite zu Seite – mache keine zu großen, sondern eher kleinere Bewegungen.

→ Wenn es doch nicht so richtig flutscht, so kann es auch an der für Dich „falschen" **Richtung** liegen. Versuche, Deinen Reifen in die andere Richtung hin „abzuwerfen".

→ Manchmal liegt es auch an einem zu zaghaften Schwung, gerade aufgrund der Größe und des Gewichts eines Reifens für Erwachsene. Gib Deinem Hula Hoop somit mit mehr Schmackes den **nötigen Drive**.

→ Versuche, nicht zu verkrampft über die Hüftbewegung nachzudenken, sondern probiere, **wie beim Tanzen**, eine gewisse Lockerheit im Becken zu haben, um gelungene Moves zu vollbringen. Lege Dir zum Hullern **Musik** auf, zu der Du auch sonst gerne tanzt und Du somit richtig Spaß hast!

→ Wenn Dich anfangs – trotz vorsichtigem Training – doch ein paar blaue Flecken heimsuchen, hast Du möglicherweise besonders empfindliche Haut. Die Blessuren vergehen wieder und auch die sensibelste Haut wird sich mit der Zeit an den Reifen gewöhnen und mit Resistenz reagieren.

→ Wenn es schließlich klappt, dann heißt es, immer fleißig weiterüben!

Bald wird sich das Hullern für Dich so natürlich anfühlen, wie beispielsweise das Fahren eines Fahrrades oder von Inline-Skates!

ANSONSTEN

Wenn es mit Deinem Hula Hoop überhaupt nicht flutschen will und Du wirklich alles vergeblich versucht hast, so habe ich noch eine interessante „Notlösung" für Dich: Der **„Smart Hoop"** ist ein Reifen, der fest um die Taille gelegt wird und beim Schwingen automatisch oben bleibt, sodass er Dir praktischerweise nicht mehr herunterfallen kann.

Einsteiger, als auch Personen, die jahrelang keinen Sport getrieben haben und richtig steif in ihren Gelenken geworden sind oder aber auch Frauen nach einer Schwangerschaft, profitieren von diesem originellen Reifen ganz besonders – er ist eine tolle Alternative, um wieder in Schwung zu kommen und beweglich zu werden.

Durch diesen Super-Hoop kannst Du Dein Workout natürlich problemlos auf eine halbe – oder, wenn Du bereits geübter bist – auf eine volle Stunde ausweiten und dabei ordentlich Kalorien verbrennen, sowie an Deinen Problemzonen aktiv arbeiten.

Im Übrigen – um Dir noch eine weitere Motivations-Spritze zu verabreichen – sind **sichtbare Resultate** Deines fleißigen Trainings der allerbeste Ansporn, um am Reifen zu bleiben: Wenn Du beispielsweise die ersten Veränderungen an Deinem eigenen Körper wahrnimmst, wie zum Beispiel in Form Deines Bindegewebes, das straffer geworden ist und weniger Cellulite aufweist oder überflüssige Pfunde, die endlich begonnen haben zu purzeln, sodass Du schließlich wieder in Deine Lieblingshose passt.

Ja, durch Dein **regelmäßiges und steigerndes Workout**, wird sich Dein Körper zweifellos fortlaufend verändern und verbessern. Du wirst in Deinem täglichen Leben (wieder) mehr Energie verspüren, konzentrierter Deine Arbeit verrichten können und **mit jedem Training** Deiner Wunschfigur immer einen Schritt näherkommen!

Fazit

Du kannst nur gewinnen, wenn Du Deinen Mut nicht verlierst und dranbleibst!

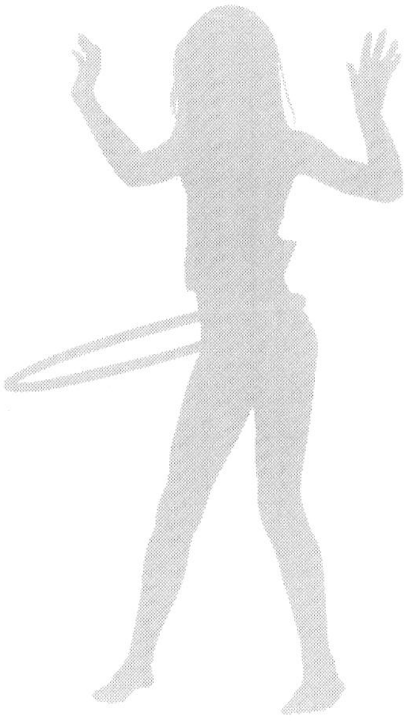

Auf dem Weg zum schlanken Körper - Grundlagen einer bewussten Ernährung

Ganz klar: Jede Form von Bewegung, **jeder Sport unterstützt** abnehmwillige Menschen. Um einem sogenannten Jo-Jo-Effekt von vornherein vorzubeugen, ist eine langfristig ausgewogene und bewusste Ernährung von größter Bedeutung. Nur so kann man erfolgreich, gesund und **nachhaltig** Gewicht verlieren.

Was nutzt die ganze Mühe und Zeit beim Sport, wo gut Kalorien gelassen werden können und gleichzeitig der Stoffwechsel auf Trab gebracht wird, wenn man sich im Anschluss mit Junkfood belohnt?

Und andersherum: Was bringt das beste Sportangebot, wenn man seinen Körper im Anschluss mit zu wenig bis gar keinen („Null-Diät") essenziellen Nährstoffen durch eine **ausreichende** Kalorienzufuhr versorgt? In beiden Fällen liegt definitiv eine Fehlbilanz vor!

Wie funktioniert eigentlich unser Stoffwechsel?

Jeder einzelne von uns hat seinen eigenen **GESAMT-Bedarf** an Energie, der in Kilokalorien (kcal) ausgedrückt wird. Unter Kilokalorien (oder auch schlichtweg Kalorien genannt) versteht man die Maßeinheit für Energie, die unser Organismus tagtäglich verbrennt und die wir über unsere Ernährung – sozusagen als „Brennstoff" – in Form von Fetten, Kohlenhydraten und Eiweißen aufnehmen.

Der Gesamt-Bedarf setzt sich aus **drei Komponenten** zusammen:

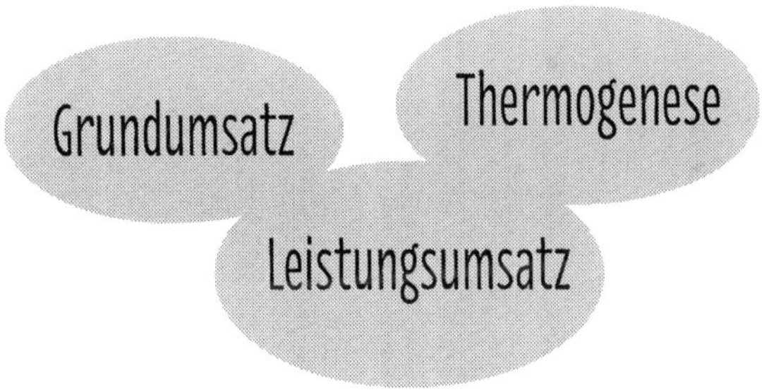

Sie alle machen den **Gesamtenergiebedarf** erst aus.

Kurz erläutert

Der **Grundumsatz** ist die Energie, die vom Körper benötigt wird, um alle Vitalfunktionen, wie Atmung, Kreislaufsystem und Verdauung aufrechtzuerhalten, auch während er ruht und schläft. Der Grundumsatz dient uns quasi zum Überleben. Er ist unabhängig von jedweder Aktivität und Bewegung. Tatsächlich macht ihn **50-70 % des Gesamtbedarfs** aus und er ist abhängig vom Alter, Geschlecht, Gewicht und der Erbanlagen. Außerdem ist der Grundumsatz **abhängig von der Körpermuskelmasse**.

MERKE

Je mehr Muskeln Du hast, desto höher ist auch Dein Grundumsatz.

Unter dem **Leistungsumsatz** versteht man die **zusätzlich** gelassene Energie, die unser Organismus tagtäglich für seine körperlichen Aktivitäten und Denkleistungen beansprucht. Der Leistungsumsatz beträgt im Regelfall **15-30 % des Gesamtenergiebedarfs** und er ist umso höher, je agiler jemand ist.

MERKE

Wenn Du intensiver Sport treibst oder möglicherweise Bewegung auch verstärkt in Deinen Alltag integrierst

(z. B. Treppenstufen statt Fahrstuhl zu nehmen, mit dem Fahrrad statt Auto zu fahren), dann wird sich Dein Leistungsumsatz erhöhen. Das hat zur Folge, dass Dein Organismus mehr Kalorien verbrennen wird.

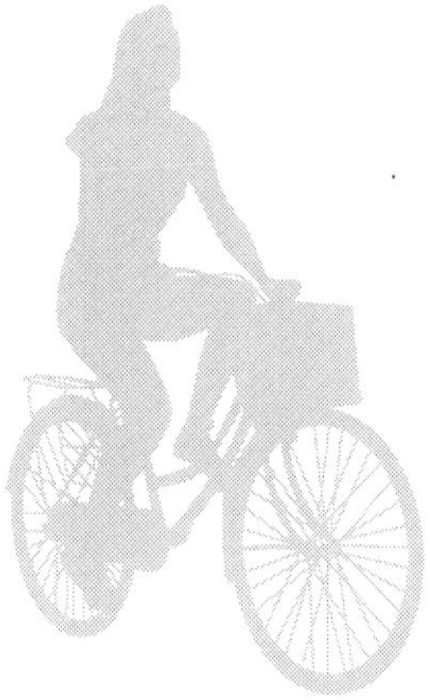

Als **Thermogenese** wird der erhöhte Energieverbrauch nach erfolgter Nahrungsaufnahme bezeichnet. Tatsächlich steigt unmittelbar nach dem Essen die Körpertemperatur, sodass dabei kurzfristig mehr Energie verbraucht wird. Üblicherweise beträgt sie **10 % des Tagesenergiebedarfs**, ist allerdings abhängig von der Nahrungszusammensetzung. Proteine erzeugen eine stärkere Thermogenese als Fette und Kohlenhydrate.

MERKE

Eiweißreiche Lebensmittel sollten vermehrt auf Deiner täglichen Speisekarte stehen, denn sie verbrennen, ohne dass Du etwas extra dafür zu tun brauchst, mehr Kalorien.

Ein kleiner Exkurs über unsere Nahrungsbestandteile

Fett

Es bildet die größte Energiereserve unseres Körpers. Heute spielt Fett jedoch längst nicht mehr solch eine erheblich große Rolle wie früher in der Steinzeit, wo uns in Hungerzeiten ein gutes Körperfettdepot das Überleben gesichert hat. In unseren Graden leben wir in einer Wohlstandsgesellschaft und in unserer Nahrung findet man fast überall (versteckte) Fette. Diese stehen oftmals in Verbindung mit den sogenannten „leeren" Kohlenhydraten und haben auf Dauer nicht „nur" sichtbar unschöne Auswirkungen auf unseren Körper, sondern sie sind der Hauptgrund von äußerst gesundheitsgefährdenden Konsequenzen, wie Übergewicht und Zivilisationskrankheiten unserer Zeit, wie beispielsweise Diabetes Typ II, Fettstoffwechselstörungen, Herz- und Gefäßleiden, sowie Krebserkrankungen des Verdauungsapparates. Nichtsdestotrotz ist Fett auch heute noch ein essenzieller Nährstoff für unseren Organismus. Es schützt beispielsweise unsere Innenorgane, sowie Zellwände und trägt dazu bei, Hormone zu bilden. Nur durch Fett lassen sich die wichtigen (fettlöslichen!) Vitamine A, D, E und K für unseren Körper verwerten. Die wertvollen Fettsäuren Omega 3 und 6 stärken unser Immunsystem und stellen einen optimalen Schutz für unser Gewebe dar.

Man unterscheidet zwischen den (zumeist ungesunden) tierischen und den gesunden pflanzlichen Fetten. Egal, ob tierischen oder pflanzlichen Ursprungs, unser Körper zerlegt zugeführtes Fett in Fettsäuren.

Pflanzliche Fettsäuren

Pflanzliche Fettsäuren können von unserem Organismus **nicht selbst** hergestellt werden. Das bedeutet, dass sie für unseren Körper **lebensnotwendig** sind und dass wir uns täglich mit pflanzlichen Fetten über unsere Nahrung versorgen müssen, um eine gesunde und ausgewogene Ernährung sicherstellen zu können.

Tierische Fettsäuren

Tierische Fettsäuren dagegen sind **nicht** lebensnotwendig, weil unser Organismus diese selbst herstellen kann, und zwar so:

Jedes Mal, wenn wir uns zu viele „leere" Kohlenhydrate einverleiben, werden diese von unserem Stoffwechsel als Kohlenhydrat-Überschuss erfasst und fein säuberlich in Fett, also als Energiespeicher für schlechte Zeiten – mit denen in unserer westlichen Welt wohl kaum zu rechnen ist – umgewandelt und in unserem Bindegewebe gut und sicher deponiert. Daraus werden jedoch irgendwann zu viel Polster und die oben genannten Auswirkungen sind das Resultat.

Fazit

Für eine bewusste, ausgewogene und figurfreundliche Ernährung ist es wichtig, tierische Fette entsprechend zu reduzieren.

Kohlenhydrate

Während es jahrelang hieß, man solle nach Möglichkeit viele Kohlenhydrate essen und dafür umso weniger Eiweiß und Fett, gerieten die Kohlenhydrate durch die Low-Carb-Welle ziemlich in Verruf. Bis heute scheiden sich die Geister daran, in welcher Menge Kohlenhydrate sinnvoll sind. Kohlenhydrate wurden völlig zu Unrecht verleumdet - schließlich sind sie die wichtigste Energiequelle für unser Gehirn und die roten Blutkörperchen.

Es wäre somit komplett ungesund, auf Kohlenhydrate zu verzichten! Als allerwichtigster Treibstoff versorgen sie u nseren Organismus sofort mit Energie und durch sie sind wir überhaupt erst in der Lage, Spitzenleistungen zu erbringen.

Um schnell Energie bereitstellen zu können, speichert unser Körper die Kohlenhydrate in Form von Glykogen (Vielfachzucker) in den Muskeln, Nieren und in der Leber. Hochleistungssportler **müssen** beispielsweise über ausreichend Kohlenhydratreserven verfügen, um grundsätzlich optimale Leistung erbringen zu können.

Wichtig:

Es sind nicht alle Kohlenhydrate schlecht für uns!

Man unterscheidet sie in **zwei Kategorien**:

Schädliche beziehungsweise „leere" Kohlenhydrate wandern nach dem Verzehr extrem schnell ins Blut. Sie lassen die Insulinkonzentration extrem in die Höhe schnellen und lassen diese auch genauso schleunigst wieder fallen.

Folgen: Der Fettabbau wird blockiert und die nächste Heißhungerattacke kommt hundertpro - für eine geplante Gewichtsreduktion also definitiv kontraproduktiv!

Hochwertige oder „gute" Kohlenhydrate halten länger satt, weil der Verdauungsapparat deutlich längere Zeit benötigt, um sie in kleinste Baubestandteile zu zerlegen. Sie gehen somit nach und nach ins Blut hinüber, sodass die Insulinkonzentration langsam ansteigt und allmählich wieder absinkt. Dieser Prozess ist die beste Vorbeugung gegen Heißhunger und „Fressattacken".

Machen Kohlenhydrate wirklich dick?

Vom Energieaspekt gesehen nicht, weil ein Gramm Kohlenhydrate nur über 4 kcal verfügen im Gegensatz zu Fett, wovon jedes einzelne Gramm 9 kcal – also mehr, als das Zweifache – besitzt. Insofern kann man effektiv Gewicht reduzieren, wenn man weniger Fett zu sich nimmt.

Auf der anderen Seite kann aber auch das Einschränken von Kohlenhydraten beim Abnehmen helfen. Durch weniger Kohlenhydrate kann die Fettverbrennung gesteigert werden, weil der Körper sich zunächst an seinen Glykogenvorräten, wie sie zum Beispiel in der Leber gespeichert sind, bedienen kann, um schnell Energie freizusetzen.

Treibst Du nun hauptsächlich Sport um Gewicht zu verlieren, so solltest Du in den Stunden vor Deinem Training nur in Maßen Kohlenhydrate zu Dir nehmen, damit Dein Körper verstärkt auf Fettverbrennungskurs geht.

Zwar leidet Deine sportliche Leistung etwas darunter, doch die Pfunde purzeln dafür umso schneller.

Fazit

Für das Funktionieren und die Gesunderhaltung unseres gesamten Organismus sind sie absolut lebensnotwendig! Stelle Dir vor, unser Körper könnte nur auf geringe bis gar keine gespeicherten Reserven zurückgreifen – die fatale Folge wäre, dass unser Körper seine Muskulatur in Kohlenhydrate zwecks Energiegewinnung umwandelt und dass zeitgleich unsere Kräfte und unser ganzes Leistungsvermögen - vor allem das des Gehirns – schwinden würden. Also kommt es letztlich auf die Verzehrmenge an und auf die Art der Kohlenhydrate – hochwertig oder „leer".

Eiweiß

Durch erhöhte Zufuhr von Proteinen – wie die aus Aminosäuren gebildeten Eiweißkörper ebenfalls bezeichnet werden - soll das Muskelwachstum angeregt und der Appetit gedrosselt werden. Und Speckröllchen an den Problemzonen sollen durch sie regelrecht dahin schmelzen.

Aus anderer Richtung hört man alarmierende Stimmen, die davor warnen, dass zu viel Protein gesundheitsschädlich sei. Wie so oft, liegt der springende Punkt auch hier inmitten beider Auffassungen.

Wozu benötigt unser Organismus Proteine?

Wir bestehen zu 15-20 % aus Eiweiß und in jeder einzelnen Zelle ist es enthalten. So, wie unzählig viele Körperzellen täglich neu gebildet werden und aber auch absterben, so unterliegt auch das Eiweiß in unserem Organismus einem ständigen Auf- und Abbau. Proteine geben der Zelle ihre Form, sowie Struktur und darüber hinaus, sind sie an den meisten biochemischen Abläufen des Körpers beteiligt.

Einige Aminosäuren, wie z. B. Lysin, Tryptophan und Leucin, können vom Körper **nicht selbst** hergestellt werden. Das bedeutet, dass diese Eiweiße **lebenswichtig** sind und mit unserer täglichen Ernährung aufgenommen werden müssen, damit unsere rund 30 Billionen Zellen gesund und leistungsfähig bleiben. Außerdem sind Proteine an unseren Regenerationsprozessen beteiligt. Sie „reparieren" beispielsweise die kleinsten Muskelrisse, die z. B. durch das (ungewohnte) Sporttreiben entstanden sind und als „Muskelkater" bekannt sind.

Inwiefern helfen Eiweiße beim Abnehmen?

Eiweiß beschleunigt tatsächlich den Stoffwechsel, weil ein gutes Drittel an Kalorien, die in den Proteinen stecken, auf der Stelle – ohne unseres Zutuns – automatisch verbrannt werden (Stichwort: Thermogenese).

Unser Körper benötigt morgens und tagsüber sehr viel Energie, sodass er vor allem abends mit Eiweiß gut versorgt werden sollte, um bestmöglich regenerieren zu können. Du tust ihm somit etwas Gutes, wenn Du Deine Abendmahlzeit proteinreich zubereitest.

Eiweißshakes brauchst Du nicht, weil wir mit unserer Mischkost in der Regel mehr Proteine zuführen, als unser Organismus für seine Aufbau- und Regenerationsprozesse eigentlich benötigt – das gilt im Übrigen auch für Sportler, die einen erhöhten Eiweißbedarf haben. Damit unser Körper angeregt wird, **mehr** Muskulatur zu bilden, ist ein gezieltes und intensives Sportprogramm unverzichtbar. Möchtest Du trotzdem nicht auf Deine Proteinshakes verzichten, so empfehle ich Dir, aufmerksam die Zusammensetzung durchzulesen, denn viele dieser Pulver enthalten pro Portion zwischen 100 und 500 kcal. Das ist schon eine ganze Menge, wenn Du sie **zusätzlich** zu den Mahlzeiten trinken möchtest!

Ist ein Zuviel an Eiweiß ungesund?

Normalerweise musst Du keine gesundheitlichen Schäden befürchten, wenn Du zu viel Eiweiß zu Dir genommen hast. Wenn die Nieren jedoch in ihrer Funktion eingeschränkt sind, so können sie auf Dauer durch zu viel Protein krankhaft und im schlimmsten Fall dauerhaft geschädigt werden. Da eine mögliche Nierenschwäche oder -erkrankung sehr oft über Jahre hinweg unentdeckt bleiben kann, rate ich Dir – solltest Du Deinen Proteingehalt in Deiner Ernährung über das empfohlene Maß von 0,8 Gramm pro kg Körpergewicht hinaus ausbauen wollen – vorab Deinen Hausarzt diesbezüglich zu konsultieren. Was nützt uns schließlich eine schlanke Linie, wenn unsere wertvolle Gesundheit dabei ruiniert wird?

Fazit

Die tägliche Eiweißmenge durch ausgewogene und abwechslungsreiche Kost zu decken, ist **gesund und fördert die Fettverbrennung!** Beim Gedanken an Proteine sollte man allerdings nicht länger nur an Fleisch, Fisch und Milchprodukte denken, sondern auch an **besonders eiweißreiche und gesunde pflanzliche Proteine**, wie beispielsweise:

Erdnüsse	= 61 g Eiweiß/ 100 g
Soja	= 53 g/ 100 g
Linsen	= 28 g/ 100 g
Bohnen	= 24 g/ 100 g
Weizen	= 16 g / 100 g

Außerdem sind sie im Gegensatz zu den tierischen Proteinquellen **deutlich fettärmer!**

Auf dem Weg zum schlanken Körper - durch Hula Hoop Training?

JA, denn wie effektiv und intensiv Hula Hoop Fitness sein kann, wurde ja bereits in den vergangenen Kapiteln erörtert. Wenn Du dabei aber auch erfolgreich und nachhaltig abnehmen möchtest, so kommst Du - neben einem **regelmäßigen Workout**, ausreichend Schlaf und erforderlichen Trainingspausen (Stichwort: Superkompensation) - nicht an einer **bewussten und gesunden Ernährung** vorbei!

Für eine effektive Gewichtsreduktion heißt das rein theoretisch, dass man bloß weniger Kilokalorien pro Tag essen muss, als man verbraucht, und dass dann schon nahezu die lästigen Pfunde von selbst purzeln. Doch wir wissen alle nur zu gut, dass die Praxis immer anders aussieht, als die Theorie.

Und doch, mit einem starken Willen, etwas Disziplin, sowie einer guten Portion Elan und Durchsetzungskraft kann man alles schaffen!

In diesem Kapitel wirst Du praktische und alltagstaugliche Tipps an die Hand bekommen, mit denen Du neben Deinem Hula Hoop Training erfolgreich abnehmen kannst.

Wichtig: Gebe Deinem Körper die nötige Zeit, um gesund und vor allem nachhaltig Gewicht zu verlieren und setze Dich nicht unnötig unter Druck. Rom wurde schließlich auch nicht innerhalb eines Tages gebaut!

Notiere Dir jeden Tag – ähnlich wie bei einem Tagebuch - **alles**, was Du isst und trinkst. Schreibe dort auch hinein, wann und wie viel Du jeweils abgenommen hast. Trage ein, welche positiven „Begleiterscheinungen" Du durch Sport mit dem Hula Hoop an Dir und Deinem Körper feststellst. Halte auch fest, wann und wie Du Deinen inneren Schweinehund überwunden hast. Alles, was gut und erfolgreich gelaufen ist, schreibst Du täglich in dieses Büchlein – wenn Du dann doch mal down bist oder die Couch will Dich dazu verführen, faul zu sein, dann schaue in Deine Notizen, um Dich wieder zu motivieren und aufzubauen!

UND

Vergiss alle Magazinbeiträge und Werbespots, die mit leichtfertigen „Blitzdiäten" falsche Versprechungen machen! Glaube auch keinen Diätratgebern, die einseitige Ernährungsweisen propagieren – durch Kapitel 8 konntest Du Dir ja nun ein Knowhow darüber aneignen, wie unser Stoffwechsel funktioniert und warum alle drei Nahrungshauptbestandteile für unseren Körper wichtig sind.

Fakt ist, wer sich bewegungs- und ernährungstechnisch jahrelang vernachlässigt hat, der kann **wirklich nicht** von sich erwarten, dass er von seinen überschüssigen Pfunden innerhalb einer Woche natürlich und nachhaltig 10 kg verlieren wird!

Ohne Dich desillusionieren zu wollen, solltest Du jedoch wissen, dass eine gesunde und dauerhafte Gewichtsabnahme einen Verlust von 0,5 bis maximal 2 kg **im Monat** beträgt – abhängig von Komponenten wie Alter, Geschlecht, Temperament, individuellem Stoffwechsel, Ausgangsgewicht, Aktivitätsgrad, vorhandener Muskelmasse, Genetik und natürlich dem täglichen Ernährungs- und Trinkverhalten.

Setze Dir für Deine Gewichtsreduktion von vornherein ein **realistisches Ziel,** das Du mittel- bis langfristig erreichen kannst.

Wenn Du Deinem Körper beispielsweise ein halbes Jahr Zeit schenkst, könntest Du – wenn Du konsequent am Reifen bleibst - im Durchschnitt zwischen 6 und 8 kg abnehmen und innerhalb eines ganzen Jahres sogar 12 bis 15 kg – das ist schon sehr lobenswert!

Klebe ein Foto von Dir in das Tagebuch, wie Du vor Beginn Deines „Schlank und fit mit Hula Hoop" Programms aussiehst und dann noch ein Foto nach 3, 6 und 12 Monaten. Das motiviert Dich zusätzlich auf Deinem Weg.

⟶ Also, dann mal ran an den Speck!

EIN ALLGEMEINER RICHTWERT

Grob gesehen wird erwachsenen Männern bis 50 Jahren eine Nahrungsaufnahme von circa 2000 kcal **pro Tag** und erwachsenen Frauen bis zum 50. Lebensjahr etwa 1800 kcal **pro Tag** empfohlen. Sich gesund und bewusst zu ernähren bedeutet noch lange nicht, bloß die Menge an tierischen Fetten herunterzuschrauben und überflüssige Kalorien, wie sie in Süßigkeiten, Salzgebäck und Softdrinks reichlich enthalten sind, konsequent wegzulassen. Darüber hinaus sollte auch etwaiger Alkoholkonsum reduziert beziehungsweise eingestellt werden, denn zum einen ist in vielen alkoholischen Getränken viel Zucker enthalten und zum anderen löst Alkohol besonders gerne Appetit auf fettiges oder süßes Essen aus – alles Aspekte, die einer erfolgreichen Gewichtsabnahme im Wege stehen.

Do's

- ✔ Decke Deinen Grundumsatz täglich, indem Du nicht zu wenig isst oder gar hungerst. Ansonsten - abgesehen davon, dass auf Dauer Mangelerscheinungen auftreten, die Dich krank machen - droht Dein Stoffwechsel so dermaßen herunterzufahren, dass der Jo-Jo-Effekt vorprogrammiert ist und Du schnell (wieder) zunehmen wirst, sobald Du (wieder) „normal" isst.

- ✔ Achte auf 3 regelmäßige, ausgewogene Mahlzeiten, bei denen Du Dich angenehm satt isst und versuche, auf Snacks zwischendurch zu verzichten.

- ✔ Esse langsam und genieße Deine Mahlzeit. Versuche, währenddessen keine anderen Dinge nebenher zu tun, wie zu lesen, fernzusehen oder am Smartphone zu hantieren.

- ✔ Für eine bewusste Ernährung wird ein Abstand von 4 bis 5 Stunden zwischen den Mahlzeiten empfohlen.

- ✔ Esse „gute" Kohlenhydrate, wie Vollkornnudeln, Vollkornbrot, Naturreis, Vollkornhaferflocken – sie enthalten zusätzlich viele Ballaststoffe, Vitamine und Mineralien

- Gemüse sollte täglich auf Deiner Speisekarte stehen - ob Salate, Rohkost oder naturbelassenes Tiefkühlgemüse – Gemüse kannst Du übrigens unbegrenzt essen!

- Trinke ausreichend! Warum Flüssigkeit beim Sport und Abnehmen besonders wichtig ist, erfährst Du eingehender im nächsten Kapitel.

- Achte auf eine tägliche Eiweißzufuhr, insbesondere abends und probiere auch vermehrt pflanzliche Proteine, wie Hülsenfrüchte oder Tofu, aus. Auch gekochte oder im Ofen erhitzte Kartoffeln enthalten übrigens viel Eiweiß.

- Wenn Dich doch die „Fleischeslust“ packt beziehungsweise tierische Produkte her sollen, dann greife zu den mageren und fettärmeren Varianten.

- Plane Deine Mahlzeiten, sodass Dein Körper sich an feste Zeiten gewöhnen kann und durchdenke grob, was Du in der jeweiligen Woche essen beziehungsweise kochen und ausprobieren möchtest. Dann bist Du weniger anfällig für spontane Einkäufe oder in der Versuchung, doch einen Lieferservice zu rufen.

Dont`s

☒ Achte darauf, dass Du nach dem Training nicht durch zu viel oder ungesundes Essen wieder mehr Kalorien zu Dir nimmst, als Du während des Workouts verbraucht hast (Stichwort: Leistungsumsatz).

☒ Reduziere tierische Fette und versuche Dich doch mal an pflanzlichen Fetten, wie Oliven-, Raps- oder Leinöl, die im Übrigen alle eine hervorragende Omega 3 Fettsäurenquelle sind.

☒ Meide Weißbrot, geschälten Reis, helle Nudeln, Marmelade und Schoko Aufstriche.

☒ Verzichte weitestgehend auf „leere" Kohlenhydrate, wie in Süßwaren und Salzgebäck, sowie in alkoholischen Getränken.

☒ Streiche „Fast-Food" und Fertigprodukte von Deinem Speiseplan.

☒ Lasse „leere" Kohlenhydrate in flüssiger Form weg, wie Softdrinks und Fruchtsäfte, sowie Milchgetränke, wo noch zusätzlich Zucker hinzugesetzt wurde.

☒ Meide Kohlenhydrate vor Deinem Workout (Stichwort: Fettverbrennungsmodus).

Mit den folgenden 5 Tipps kannst Du hinsichtlich bewusster Ernährung noch mehr tun

1. Versuche Dir anzugewöhnen, direkt im Laden die Zutatenliste der Nahrungsmittel durchzulesen, noch bevor Du sie einkaufst. So kannst Du von vornherein „versteckte" Zucker- und Fettbomben entlarven.

MERKE

Je weniger Zutaten ein Nahrungsmittel hat und je natürlicher es belassen ist, desto gesünder ist es für unseren Organismus.

2. Achte bei Deiner täglichen Eiweißzufuhr darauf, dass die Produkte **nur wenig Fett** enthalten und dass sie auf keinen Fall mit anderweitigen fetten Nahrungsmitteln kombiniert werden.

EINIGE BEISPIELE

- Butterbrezel mit dicker Butter darauf.
- Helles Baguettebrötchen mit ordentlich Salami und fettem Käse.
- Knödel mit Schweinebraten und Soße – eine wahre Kalorienbombe und einer ungesunden Mischung aus Kohlenhydraten, Fetten und Eiweißen.
- Die heißgeliebte Pizza mit Thunfisch oder mit Schinken und Salami.

Ich weiß, Dir ist möglicherweise jetzt beim Lesen dieser Foodies so richtig das Wasser im Mund zusammengelaufen – entschuldige bitte!

ABER

Wir denken an unser Ziel! Dem Körper und unserer Figur zur Liebe werden wir uns **umorientieren** – und zwar **HEUTE**. Nicht erst am Wochenende, nächsten Monat oder als Vorsatz, wenn das Jahr neu beginnt.

Stelle Dir doch **jetzt** schon einmal vor, wie Du Dank Deines Hula Hoop mit ein, zwei Kleidungsgrößen kleiner, schlank und fröhlich umher hullerst!

3. Oftmals wird die Kombination von pflanzlichen und tierischen Proteinen vom Körper deutlich stärker verwertet, sodass die Fettverbrennung **nochmals gesteigert** werden kann.

EINIGE BEISPIELE

- Grüne Bohnen mit Omelett.
- Kartoffeln mit Magerquark und frischen Kräutern.
- Rührei mit angebratenen Kartoffeln und einem kleinen Salat dazu.

4. Auf Knabbereien und Snacks für den kleinen Hunger zwischendurch, sollst Du natürlich auch nicht zeitlebens verzichten! Versuche jedoch, bevor Du Dir etwas Essbares gönnst, für Dich ganz klar festzustellen, ob Du **wirklich** Hunger oder einfach „nur" Lust hast, weil Dir vielleicht beispielsweise gerade langweilig ist oder weil Du Dich gestresst fühlst. In solchen Fällen solltest Du auf einen Snack verzichten und lieber zu einem „Ersatz" greifen. Das kann ein (zuckerfreies) Kaugummi sein, ein schönes, kühles und klares Glas Wasser oder Du schnappst Dir Deinen Hula Hoop und hullerst ein

paar Minuten ... danach hat die Knabberlust mit Sicherheit aufgehört, bei Dir anzuklopfen. Wenn Dein **Magen knurrt**, obwohl Du vielleicht vor wenigen Stunden erst eine Hauptmahlzeit eingenommen hast, dann gönne Dir etwas Gutes, denn Du hast **echten** Hunger und Dein Körper benötigt Energie!

Außer beispielsweise Süßigkeiten oder Salamisandwich, gibt es auch noch folgende Leckereien:

- Frisches Obst, beispielsweise ein knackiger, süßer Apfel oder ein leckerer Fruchtsalat.
- Ein kleiner, bunter Rohkostteller mit Möhren- und Paprikasticks, Gurkenscheiben, Cocktailtomaten etc. mit Magerquark oder Joghurt.
- Snacke einen Fruchtriegel oder knabbere an Studentenfutter, Nüssen oder Trockenobst – jedoch in Maßen. **Achtung:** Frucht- und Müsliriegel, sowie Trockenobst wird oftmals noch reichlich Zucker hinzugefügt.

- Mixe Dir einen grünen Smoothie – im Netz gibt`s tolle Rezepte.

- Wenn Du unterwegs bist, muss es für einen kleinen Imbiss nicht der nächste Bäcker sein, es gibt mittlerweile in den meisten Städten Fresh- und Bio-Bars, wo Du frisches Obst oder bereits fertige und leckere Frucht- sowie Gemüsesalate, Smoothies oder Froops günstig To-go kaufen kannst. Und das Tolle ist, dass Du Dir die jeweiligen frischen Zutaten vorab selbst aussuchst.

Im Übrigen lässt Fruchtzucker unseren Insulinspiegel längst nicht so rapide in die Höhe schnellen, wie der Verzehr herkömmlicher Süßigkeiten und Backwaren. Frisches Obst, Smoothies und Co. sind als Snack für zwischendurch deutlich gesünder und figurfreundlicher. Außerdem versorgen sie uns mit einer extra großen Portion Vitamine, Mineral- und Ballaststoffe, die für unseren Organismus gesund sind, weil

- ✓ sie uns insgesamt vitaler und leistungsfähiger machen.
- ✓ sie schnell Energie liefern und gut sättigen.
- ✓ sie unser Immunsystem widerstandsfähiger machen.
- ✓ sie den Fettstoffwechsel antreiben.

Spice it up!

Gewürze stecken voller wertvoller Inhaltsstoffe und Du kannst jedes Gericht mit ihnen schmackhaft aufpeppen. Wusstest Du, dass viele von ihnen echte Fatburner sind? Sie kurbeln den Stoffwechsel an und steigern die Fettverbrennung. Außerdem können sie auch den Appetit zügeln, Heißhunger vertreiben und den Blutzucker regulieren.

Die folgenden 3 Gewürze gehören in jede gesunde Küche und helfen Dir zusätzlich beim Abnehmen:

Kurkuma

Kurkuma gilt als eines der gesündesten Gewürze und als echter Fatburner, der sogar die Entstehung von neuen Fettzellen hemmen soll. Ob als „Goldene Milch" zum Trinken oder zum Verfeinern von Reis- und Gemüsegerichten – seine Wirkung ist enorm und durch seine leuchtende Farbe hebt er auch immer die Stimmung! Im Bio- oder Asialaden erhältst Du das Gewürz in frischer Wurzelform oder auch alternativ als gemahlene Variante.

Zimt

Zimt erinnert mit seinem Duft an Weihnachten, doch er kann auch gerne ganzjährig genossen werden. Die Bauchspeicheldrüse freut sich, denn Zimt hilft ihr, den Blutzuckerspiegel konstant zu halten. Darüber hinaus bremst dieses Gewürz die Lust nach Süßem. Pimpe doch mal Dein Müsli, Porridge, Smoothie oder Deinen Kaffee mit Zimt auf. Auch herzhaftem Essen verleiht er, als Prise, gerne seine besondere Note, beispielsweise in der Kürbissuppe oder auf Süßkartoffeln.

Schwarzer Pfeffer

Schwarzer Pfeffer passt zu fast jedem Gericht! Dieses scharfe Gewürz ist ein idealer Fatburner und er hält den Organismus davon ab, neue Fettzellen zu bilden. Leider treffen diese überaus praktischen Eigenschaften nur zu, wenn man ganze Pfefferkörner im Mörser oder in einer Pfeffermühle frisch zerkleinert. Die darin enthaltenen ätherischen Öle sind nämlich für den „Fett-weg" Effekt verantwortlich – bedauerlicherweise bleiben sie nach dem Zerkleinern nur kurz erhalten.

Fazit

Das regelmäßige Hula Hoop Workout kann Dich also – in Verbindung mit bewusster und gesunder Ernährung - **wirklich** darin unterstützen, erfolgreich abzunehmen. Wenn Du von Dir weißt, dass es Dich besser motiviert, Dich mit Gleichgesinnten zu bewegen und/oder ein Abnehmprogramm anzugehen, dann suche Dir „Hullerpartner" in Form von Familienangehörigen, Freunden, Kollegen oder Nachbarn – so könnt ihr Euch gegenseitig anspornen, ermutigen und motivieren, falls doch mal der innere Schweinehund streiken wird.

Wasser marsch! - Trinken nicht vergessen

Nach Deinem Hula Hoop Training solltest Du ausreichend Flüssigkeit zu Dir nehmen, um Deinen Wasserhaushalt wieder aufzufüllen. Unmittelbar vor dem Workout ist es ratsam, nicht mehr zu trinken, weil es erfahrungsgemäß einen unangenehmen Druck im Bauch oder auf der Blase geben kann. Ansonsten solltest Du täglich 1,5 bis 2 Liter (stilles) Wasser trinken. Warum ausreichend Flüssigkeit vor allem auch beim Abnehmen eine wichtige Rolle spielt, erfährst Du in diesem Kapitel. Auch gibt`s wieder nützliche und alltagstaugliche Tipps, wie Du auch diesen Punkt praktisch und erfolgreich umsetzen kannst.

Unser Organismus besteht zu circa 70 % aus Wasser. Es hat tagtäglich für unseren Körper lebenswichtige Funktionen zu erfüllen, wie beispielsweise die Beförderung der Abbaustoffe aus den Zellen zu den Ausscheidungsorganen und die Regulierung der Körpertemperatur.
Außerdem fungiert Wasser als Lösungs- und Transportmittel für die ganzen Nährstoffe, die wir zu uns nehmen. Wasser ist für das ordnungsgemäße Funktionieren unseres Stoffwechsels unentbehrlich!

Unser Trinkverhalten hat sehr viel mit Gewohnheit und unserem individuellen Alltagsrhythmus zu tun. Meldet sich das Durstgefühl bei Dir, so teilt Dir Dein Körper mit, dass er bereits in einem Flüssigkeitsdefizit ist. Dieser Mangel löst früher oder später einen geistigen und körperlichen Leistungsabfall aus, der sich mit plötzlicher Müdigkeit, Abgeschlagenheit, Konzentrationsschwäche und sogar Kopfschmerzen bemerkbar machen kann.

Doch was hat das Trinkverhalten denn mit Gewichtsreduktion zu tun?

Beim gezielten Abnehmen durch regelmäßige Bewegung und bewusste Ernährung, werden durch das Einheizen des Stoffwechsels und die erhöhte Fettverbrennung vermehrt Giftstoffe freigesetzt, die der Körper in seinem Binde- und Fettgewebe deponiert hat (Schlacken). Nur wenn wir ausreichend trinken, ist der Körper in der Lage, seine „Abfallstoffe" „auszuschwemmen" und zu entgiften!

Regelmäßig und ausreichend zu trinken löst in Bezug auf Gewichtsverlust auch noch folgende positive Effekte aus:

- ☑ Wenn Du vor dem Essen ein großes Glas Wasser trinkst, wirst Du automatisch weniger Kalorien aufnehmen, weil ein Teil Deines Magens bereits gefüllt ist.
- ☑ Wasser füllt den Magen, ohne den Insulinspiegel dabei zu beeinflussen.

Beim Abnehmen ist (stilles) Wasser der ideale Durstlöscher, weil es Zero Kalorien hat. Kohlensäurehaltiges Wasser bläht den Bauch nur zwecklos auf und der Organismus wird durch den Zusatz von Säure – die er dann auch noch zu neutralisieren hat - unnötig belastet. Es muss kein kostenintensives Quellwasser

Quellwasser sein – Leitungswasser tut es auch. Ungesüßter Früchte- oder Rooibostee ist auch eine kalorienlose Alternative. Saftschorlen sind bedingt geeignet, weil sie Dir mit ihren zusätzlichen Kalorien Energie liefern. Wenn Du viel geschwitzt hast - ob beim Sport, nach der Sauna oder an heißen Sommertagen - kannst Du jedoch mit einer Saftschorle auch Deinen Mineralhaushalt wieder ausgleichen. Für ein kalorienarmes Verhältnis, mischst Du am besten drei Teile Wasser mit einem Teil Saft. Darüber hinaus planst Du – um den Flüssigkeitsverlust wieder optimal aufzufüllen – einen halben bis ganzen Liter zusätzliches Wasser zum Trinken ein.

Wenn Du Dich bewusster und gesünder ernährst, wirst Du durch das Essen von mehr Obst und Gemüse automatisch Flüssigkeit aufnehmen, weil diese Lebensmittel ja von Natur aus viel Wasser enthalten.

Auch Gemüse-Suppen sind praktisch, denn sie haben nur wenige Kalorien und tragen dazu bei, einen Teil Deines Flüssigkeitsbedarfs zu decken.
Im Alltag vernachlässigen wir schnell die regelmäßige Flüssigkeitszufuhr, weil wir mit den ganzen Terminen und beruflichen, sowie familiären Pflichten oftmals stark beansprucht werden.

Mit den folgenden **Tipps** kannst Du Dir angewöhnen, ausreichend zu trinken – schließlich fördert viel Flüssigkeit ja auch unsere Gewichtsreduktion!

⇨ Stelle Dir bereits am Morgen – ob zu Hause oder im Büro - eine 1,5 Liter Flasche Wasser bereit, die definitiv bis zum Abend geleert werden muss.

⇨ Nehme ein großes Glas Wasser vor jeder Mahlzeit ein.

⇨ Stelle an Deinem Smartphone oder am Computer eine Funktion ein, die Dich mit einem Signal alle 45 bis 60 Minuten daran erinnert, etwas zu trinken.

⇨ Probiere verschiedene Mineralwässer aus – je nach Mineralstoffgehalt schmecken sie unterschiedlich. Auf diesem Wege findest Du vielleicht Deinen passenden Durstlöscher.

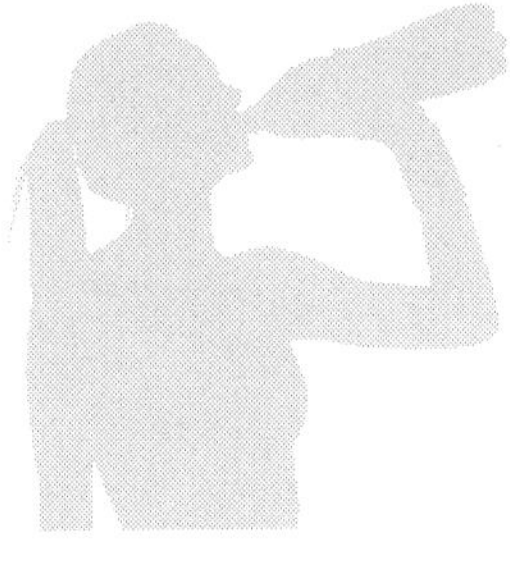

⟹ Falls Wasser Dir auf Dauer zu langweilig ist, peppe es mit frischem Zitronensaft auf. Oder fülle eine 1,5 - 2 Liter Karaffe mit Wasser auf und fülle sie mit Limetten Scheiben und frischer Minze oder Rosmarin. Stelle das Gefäß für ein paar Stunden in den Kühlschrank und Du bekommst ein schmackhaftes und erfrischendes Getränk.

⟹ Halte jedes Deiner getrunkenen Gläser Wasser in Deinem Tagebuch fest, um einen Überblick über Dein Trinkverhalten zu gewinnen.

⟹ Wenn Du abends mit einem leichten Hungergefühl zu Bett gehst, ist das gar nicht schlecht - betrachte es als eine Art Zusicherung, dass über Nacht der Fettstoffwechsel nicht ruht, sondern sein Übriges tun wird. Unterstütze ihn zusätzlich, in dem Du abends, vielleicht eine Stunde bevor Du Dich schlafen legst, noch ein bis zwei Gläser Wasser mit frischer Zitrone trinkst. Dadurch wird die Nierentätigkeit angeregt und Du entwässerst noch mal. Außerdem wirkt das Vitamin C als zusätzlicher Fatburner für die Nacht, während Du schläfst.

⟹ Wenn Du zu den Menschen gehörst, die grundsätzlich wenig trinken und seltener Durstgefühl empfinden, so solltest Du Dir trotzdem – im Hinblick auf die Gründe, die in diesem Kapitel beschrieben worden sind – angewöhnen, mehr zu trinken. Starte nicht gleich mit dem Ziel von 1,5 oder 2 Litern, sondern mit 0,75 Liter. Wenn Du Dich daran gewöhnt hast und Du merkst die positiven Begleiterscheinungen, die ausreichend Flüssigkeitszufuhr bewirken, dann kannst Du Dich allmählich weiter steigern.

UND NOCH EIN LETZTER TIPP FÜR DICH

Trinke täglich - über den Tag verteilt oder auch vor einer Mahlzeit - **Zitronen-Ingwer-Wasser**, das Du Dir frisch zubereitest und profitiere von seiner super schlankmachenden Wirkung.

Diese beiden Zutaten sind nahezu frei von Kalorien und gemeinsam ergänzen sie sich zu einem angenehm säuerlichen und leicht scharfen Geschmackserlebnis, das anregend wirkt und erfrischt. Zitronen sind reich an Vitamin C, Kalium und Magnesium und der unscheinbare Ingwer ist eine Power-Wurzel, die den Stoffwechsel erheblich ankurbelt und als natürlicher Appetitzügler wirkt. Zudem hat sie auch eine verdauungsfördernde, entgiftende, entzündungshemmende und antivirale Wirkung.

Dieser tolle Fatburner-Drink ist gesund und schnell zubereitet:

1. Für einen halben Liter benötigst Du eine Zitrone und ein daumengroßes Stück Ingwer. Beide Zutaten sollten in Bio-Qualität sein. Spüle sie gründlich ab, bevor Du sie verwertest. Die Schale kannst Du jeweils dranlassen, wenn beides Bioware ist.

2. Schneide den Ingwer in kleine Scheiben oder zerreibe ihn, dann kann er seine Power-Wirkung noch mehr entfalten.

3. Übergieße den Ingwer mit einem halben Liter heißem Wasser und lasse den Trunk mindestens 15 Minuten ziehen.

4. Teile die Zitrone in zwei Hälften und presse den Saft der einen Zitronenhälfte aus. Die andere Hälfte schneidest Du in Scheiben.

5. Wenn sich das heiße Ingwer-Wasser etwas abgekühlt hat, gebe den Saft und die Scheiben der Zitrone dazu, so bleiben Dir die wichtigen Vitamine erhalten.

6. Bei Bedarf kannst Du das Getränk noch mit etwas Agavendicksaft süßen.

⇒ Du kannst diesen Schlankmacher-Trunk warm oder auch kalt trinken - im Sommer gib gerne noch ein paar Eiswürfel dazu.

Lasse Dich von den positiven Auswirkungen dieses Wassers überzeugen und trinke Dich satt!

Fazit

Nutze den positiven Effekt des Wassers und trinke ganz bewusst, um eher satt zu werden oder es zu bleiben und spare dadurch Kalorien ein. Mit ausreichend Flüssigkeit leistest Du einen täglichen Beitrag für Deine Gesundheit und Du unterstützt Dich zusätzlich darin, erfolgreich abzunehmen.

SCHLUSSWORT

Nun hast Du einen praktischen Leitfaden an der Hand, wie Du mit Deinem Hula Hoop Reifen richtig durchstarten kannst! Du brauchst dabei nicht wie ein Profi jeden Tag ein straffes Trainingspensum durchzuziehen – wichtig ist, dass Du Dich regelmäßig bewegst und auch Spaß daran hast.

Lege einfach los und erlebe, wie anstrengend es sein kann, den Hula Hoop kontinuierlich um die Hüfte schwingen zu lassen, damit er oben bleibt. Erfahre aber auch zeitgleich, welch lustiges und spielerisches Vergnügen Dir Deine neue sportliche Herausforderung bereiten wird – ganz ohne Fitnessstudio, dafür ganz flexibel, wo, wann und wie es für Dich am besten passt. Also, packe es an!

Mit dem Hula Hoop und einer gesunden, bewussten Ernährung, hast Du zwei wertvolle Stützpfeiler an Deiner Seite, die Dich auf Deinem Weg zu einer tollen Taille, einem sexy Bauch und einem straffen Körper begleiten werden. Schon nach kurzer Zeit wirst Du Dich fitter und rundum wohler fühlen – das wird Dich motivieren, weiter voran zu schreiten! Wenn dann auch noch die ersten Pfunde purzeln, kannst Du Dich umso mehr auf eine knackige Figur freuen!

Gewinne eine frische und energiegeladene Lebensqualität: Gehöre auch Du zu den Hula Hoopern und profitiere von einer völlig neuen Körpererfahrung und komme auch Du auf eine neue (schlanke) Linie!

Lasse Dein Hula Hoop Training und die bewusste, gesunde Ernährung Teil Deines Lebens werden. Fühle Dich dabei wohl, sehe dadurch gut aus und tue dadurch Deiner Gesundheit etwas Gutes! Denke immer daran: Nur Du kannst konkret etwas an Deiner Fitness, Deinem Körper und an Deinen Essgewohnheiten positiv verändern – **jetzt, heute und morgen hast Du es ganz alleine in der Hand!**

Work it out!

Ich wünsche Dir viel, viel Spaß beim Hullern und drücke Dir ganz fest die Daumen, dass auch Du Deine Ziele erreichen wirst!

NOCH EIN WICHTIGER HINWEIS

Die Informationen wurden nach bestem Wissen zusammengetragen, jedoch übernimmt der Autor keine Haftung für eventuelle Schäden, die aus der Anwendung der Ratschläge entstehen.

HAFTUNGSAUSSCHLUSS

"Die Verwendung der Informationen in diesem Buch und die Umsetzung derselben erfolgt ausdrücklich auf eigenes Risiko. Der Autor kann aus keinerlei Rechtsgrund die Haftung übernehmen. Haftungsansprüche gegen den Autor für Schäden jeglicher Art die durch die Nutzung der Informationen in diesem Buch entstanden sind, bzw. durch die Nutzung fehlerhafter und / oder unvollständiger Informationen verursacht wurden, sind ausgeschlossen. Folglich sind auch Rechts- und Schadenersatzansprüche ausgeschlossen. Der Inhalt dieses Werkes wurde mit größter Sorgfalt erstellt und überprüft. Der Autor übernimmt keine Gewähr und Haftung für die Aktualität, Korrektheit, Vollständigkeit und Qualität der bereitgestellten Informationen. Druckfehler können nicht vollständig ausgeschlossen werden. Weiterhin beruht der Inhalt dieses Werkes auf persönlichen Erfahrungen und Meinungen des Autors. **Der Inhalt darf nicht mit medizinischer Hilfe verwechselt werden.**"

IMPRESSUM

1. Auflage (11/2020)

Published by:

Verena Matzke

Käthe-Kollwitz-Str. 38

50181 Bedburg

Printed in Poland
by Amazon Fulfillment
Poland Sp. z o.o., Wrocław

69311972R00047